RECHERCHES NOUVELLES

SUR

LES CONDITIONS ANATOMIQUES

DE LA

MALADIE DE BRIGHT

PAR

M. LE DOCTEUR KIENER

Médecin-major de l'hôpital militaire de Philippeville
(Algérie).

PARIS

IMPRIMERIE VICTOR GOUPY

RUE DE RENNES, 71.

—

1878.

RECHERCHES NOUVELLES

SUR

LES CONDITIONS ANATOMIQUES

DE LA

MALADIE DE BRIGHT

PAR

M. LE DOCTEUR KIENER

*Médecin-major de l'hôpital militaire de Philippeville
(Algérie).*

PARIS

IMPRIMERIE VICTOR GOUPY

RUE DE RENNES, 71.

1878.

NOUVELLES RECHERCHES

SUR

LES CONDITIONS ANATOMIQUES

DE

LA MALADIE DE BRIGHT

En décrivant dans un précédent travail les altérations d'ordre secondaire mais constantes que l'impaludisme détermine dans le rein, en montrant que ces altérations, développées sous l'influence de l'hypérémie chronique ont pour siége principal les glomérules et l'épithélium des tubes contournés, j'ai énoncé, sans en donner les motifs, que ce processus préparait un terrain éminemment favorable au développement de la maladie de Bright.

Mes motifs sont que la maladie de Bright dans ses diverses variétés, a pour condition anatomique nécessaire et suffisante, une affection inflammatoire du système des glomérules et des tubes contournés, une néphrite parenchymateuse. Le développement de cette proposition sera l'objet de ma communication d'aujourd'hui.

Je n'ignore point que cette proposition heurte une tendance qui se fait jour dans quelques-uns des travaux les plus récents et les plus estimés sur la matière. Si quelques auteurs, comme M. Charcot,

KIENER.

MM. Cornil et Ranvier, Rindfleich, ont consacré
dans leurs traités la division dichotomique de la
maladie de Bright en néphrite interstitielle et
néphite parenchymateuse, il en est d'autres plus
systématiques, parmi lesquels Klebs, et un cher-
cheur de qui j'aime à rappeler le nom et à louer
l'excellent esprit, M. Kelsch, qui resserrent l'his-
toire de la maladie de Bright dans le cadre de la
néphrite interstitielle, n'accordant à l'épithélium
glandulaire qu'un rôle purement passif dans les
affections inflammatoires du rein, et n'y recon-
naissant que des troubles nutritifs nécrobiotiques,
l'état trouble, graisseux ou colloïde.

Je montrerai tout à l'heure que l'épithélium glandulaire a des réactions pathologiques plus actives
qu'on ne l'admet généralement; mais avant d'abor-
der l'examen des faits, je sens le besoin d'opposer
à la pression des opinions régnantes quelques con-
sidérations de physiologie normale et pathologique.

Si les théories physiologiques de la sécrétion
urinaire sont encore en discussion, il est cependant
un point sur lequel aucun désaccord n'est possible,
c'est que cette sécrétion a pour organes essentiels
d'une part les glomérules, d'autre part l'épithélium
des tubes contournés du labyrinthe.

L'anatomie a marqué la connexion fonctionnelle
de ces deux ordres d'éléments par le trait le plus
décisif, en enfermant le glomérule dans une expan-
sion capsulaire du tube contourné. Revêtu d'une
double couche de cellules endothéliales qui se con-
tinue avec l'épithélium glandulaire, le glomérule
est séparé par la capsule de Bowmann, comme par
une barrière, du stroma conjonctif de la glande et
du système vasculaire, avec lequel il ne commu-
nique que par un étroit pédicule.

Aussi étroitement uni par la physiologie, les
deux éléments conservent la même solidarité dans
la maladie. J'ai exposé devant vous deux scènes
pathologiques pour ainsi dire opposées, dans les-

quelles le glomérule subissait, concurremment avec l'épithélium glandulaire, et au même degré que sur les proliférations nucléaires, les infiltrations vésiculeuses, graisseuses ou colloïdes, partageant ainsi dans toutes ses vicissitudes la destinée pathologique de l'épithélium.

Nous sommes donc en droit de distinguer dans le rein deux portions, deux départements; d'une part, la chose essentielle, le parenchyme propre, l'appareil sécrétoire, composé des glomérules et du labyrinthe; d'autre part, le système conjonctivo-vasculaire et l'ensemble des tubes collecteurs formant comme une portion extérieure, un anneau de la glande. Un système intermédiaire, les tubes de Hanle, sert de moyen d'union entre les deux appareils et participe aux propriétés pathologiques de chacun d'eux.

Ces vues permettent de déterminer *a priori* le siége des lésions qui caractérisent la maladie de Bright. Pour le médecin en effet, le mal de Bright n'est-il pas essentiellement la maladie de la fonction uropoiétique? Une modification profonde dans la composition de l'urine, la diminution de l'urée et des matières extractives, la présence d'un principe anormal, l'albumine, une modification corrélative de la crase du sang ; tels sont les phénomènes comportant, pour ainsi dire, le noyau central autour duquel se groupent tous les autres symptômes : le trouble nutritif et fonctionnel du cœur, les fluxions hémorrhagiques du poumon et de la rétine, l'anémie cérébrale, les œdèmes multiples. Tout médecin distingue cette maladie des néphrites qui sont occasionnées par une entrave à l'excrétion de l'urine, et qui se produisent dans le cours des affections de la prostate, de l'urëthre et de la vessie, des compressions de l'uretère et de la lithiase urique. C'est alors dans les tubes collecteurs et dans le stroma conjonctivo-vasculaire que se caractérise la néphrite, au moins à ses débuts.

Si l'on est en présence de la maladie de Bright, c'est à une affection de l'appareil sécrétoire qu'il faut penser, à une néphrite parenchymateuse.

Voyons si les faits justifient ces prévisions. Je les emprunterai à mes observations d'Afrique, qui me fournissent quatre types nettement déterminés de rein brightique. Ces reins présentent quelques caractères spéciaux, pigmentation et hémorrhagies où se marque l'origine paludéenne, mais ce sont circonstances de détail qui ne touchent point au fond des choses; je les omettrai à dessein pour ne pas détourner l'attention de l'objet unique de ma démonstration.

OBSERVATION I. — *Rein gras granuleux.*

Mon premier cas est celui d'un homme d'une quarantaine d'années, qui, dans les premières périodes de l'intoxication paludéenne, contracta une maladie de Bright chronique et succomba à l'hôpital de Bône, le 6 octobre 1875, aux progrès de l'anasarque. Je trouvai le foie et la rate engorgés et mélaniques, comme ils sont dans les premières périodes de l'intoxication chronique. Le cœur était hypertrophié ; quant aux reins, ils présentaient le type de cette forme que M. Charcot, d'après Johnson, appelle *rein gras granuleux.*

Augmentés de volume, pesant ensemble 355 gr., lisses, marbrés de taches jaunes sur un fond rougeàtre. Les taches sont disséminées dans la substance corticale, arrondies ou allongées, à peine saillantes, opaques.

Sur des préparations obtenues après durcissement, on constate immédiatement l'intégrité du stroma conjonctif. Les lésions occupent ce que nous avons appelé le parenchyme, c'est-à-dire les glomé-

rules et les tubes contournés; elles se propagent à
un degré plus faible dans les tubes de Henle et
s'éteignent dans les tubes collecteurs. Les taches
jaunes correspondent à des groupes de tubuli
dont l'épithélium est fortement stéatosé. — Du
côté des glomérules, le revêtement endothélial
se transforme en cellules vésiculeuses qui se
détachent de la paroi capsulaire, et s'accumulent
dans un point déclive de la cavité. Les noyaux des
capillaires devenus vésiculeux dessinent des espaces
clairs sur la section du glomérule, et quelquefois
la substance même du glomérule, dont les anses
superficielles se dilatent et deviennent transpa-
rentes, se détruit par une véritable liquéfaction. Sur
d'autres points, la substance du glomérule, et par-
ticulièrement les noyaux sont infiltrés de fines granulations graisseuses.

Dans les tubes contournés, les cellules, transformées par l'infiltration d'une substance protéique,
deviennent troubles, puis vésiculeuses; à ce degré,
elles se détachent de la paroi, crèvent et mélangent
leurs débris aux produits d'exsudation hyaline
accumulés dans la lumière des tubes; les cellules
desquamées sont renouvelées incessamment dans les
couches profondes par une génération active de
jeunes cellules destinées à la même évolution, dont
portent témoignage les noyaux nombreux et réunis
en petits groupes, que l'on rencontre dans ces couches profondes.

On ne se rend bien compte des altérations cellulaires qu'en examinant à l'état frais, dans une
goutte de picro-carmin, les éléments obtenus en
grattant la couche corticale sur une surface de section. On obtient ainsi : des fragments de membrane
épithéliale qui, vus de face, montrent dans un fond
granuleux de nombreux noyaux inégaux de volume et disposés en petits groupes; des cellules
épithéliales troubles renfermant un noyau normal
ou hypertrophié, quelquefois deux et trois noyaux;

des cellules petites et jeunes, dont le protoplasma finement granuleux est coloré en rose par
le picro - carmin ; des noyaux libres, les uns
normaux, les autres hypertrophiés ou en bissac ;
enfin des cellules vésiculeuses renfermant un ou
deux noyaux, quelquefois dépourvues de noyaux.

Ces phénomènes de prolification sont encore
appréciables sur quelques tubes de Henle. Les
cellules plates sont renflées à leur partie moyenne
pour renfermer 1 à 3 noyaux; ailleurs le revêtement
épithélial manque ; la lumière renferme des globules
rouges, des leucocytes et des cellules épithéliales
à un ou plusieurs noyaux. Ces altérations sont sem-
blables à celles que nous avons décrites dans la
néphrite catarrhale corticale des fébricitants morts
de pneumonie, et dont l'urine a été albumineuse et
chargée de cylindres granuleux et hyalins. Mais on
trouve en outre dans notre rein brightique, princi-
palement au niveau des taches jaunes, de nombreuses cellules infiltrées de granulations graisseuses, quelques-unes transformées en corps granuleux. Des granulations graisseuses sont égale-
meut disséminées sur la paroi propre des tubes
urinifères qu'on a débarrassés de leur épithélium à
l'aide du pinceau, sur les fibres conjonctives du
stroma et dans les interstices du tissu fibreux.
Cette stéatose, qui manquait dans la néphrite catarrhale, est ici sans doute l'indice d'une irritation inflammatoire plus intense.

Voici d'autres faits plus complexes :

OBSERVATION II. — *Gros rein blanc.*

Un jeune soldat, arrivé récemment en Afrique,
est détaché à la mine de fer d'Aïn-Mokra, un des
lieux les plus insalubres de la province. Il contracte
au mois de février dernier une fièvre intermittente

tierce, qui bientôt se complique de bronchite, puis de troubles cardiaques et d'accidents dyspnéiques, et enfin trois semaines après le début de la fièvre, d'une anasarque généralisée et soudaine. L'urine est rare, hématique, coagulable en masse par la chaleur, chargée de cylindres hyalins et granuleux, de leucocytes et d'hématies. Les accès de fièvre deviennent quotidiens et la mort a lieu par œdème pulmonaire, le 7 mai 1877, dans le 4° mois de la maladie de Bright.

L'autopsie montre une hypérémie notable du foie et de la rate sans mélanose, une hypertrophie du cœur sans lésions valvulaires.

Les reins gros, lisses, présentent le type de ce qu'on appelle *le gros rein blanc ;* la substance corticale est pâle et tuméfiée ; les pyramides de couleur rouge-sombre.

Les lésions histologiques consistent: en une néphrite épithéliale des tubes contournés, caractérisée par les différentes altérations cellulaires que nous avons décrites dans l'observation I. La stéatose est moins prononcée, mais un processus inflammatoire plus actif s'est attaché aux glomérules.

Ces corpuscules agrandis distendent la capsule de Bowmann et la remplissent exactement, en sorte que les anses superficielles du glomérule sont étroitement accolées à la face interne de la capsule. Autour de la capsule s'étend une zone d'infiltration cellulaire de quelques centièmes de millimètres d'épaisseur, qui se détache vivement en rouge sur les préparations colorées par le carmin pur et additionnées d'acide formique. Les cellules rondes, lymphoïdes, sont accumulées dans le tissu conjonctif autour de la capsule et daus les intervalles intertubulaires ; quelques-unes aussi ont pénétré dans la lumière des tubes urinifères. — En dehors de cette zone périglomérulaire, le tissu conjonctif de la glande est absolument normal. Je n'affirme point qu'un pareil processus, passant à l'état chro-

nique, ne peut aboutir à une néoformation conjonctive envahissante; mais dans l'état des choses,
il se réduit à une diapidèse de leucocytes effectuée
au niveau des glomérules. Et je suis en droit de
considérer ma 2ᵉ observation comme un cas de
néphrite glomérulo-épithéliale, c'est-à-dire encore
de néphrite parenchymateuse.

OBSERVATION III. — *Gros rein granuleux.*

J'arrive à un 3ᵉ fait qui, avec un appareil clinique
et un aspect extérieur du rein bien différent, nous
montrera cependant des lésions histologiques similaires.

Un militaire condamné aux travaux publics,
âgé de 37 ans, employé aux travaux de cette même
mine d'Aïn-Mokra, contracte au mois de juillet 1875
une fièvre rémittente pour laquelle il entre à l'hôpital. Dans la convalescence de cette fièvre, se
déclare brusquement une anasarque avec albumi-
nurie; presque en même temps une céphalée atroce,
des troubles visuels, des vomissements et des accès
éclamptiques effrayants. L'urine, rare et fortement
albumineuse au début, devint ensuite abondante,
par moment hématurique, et ne renferma plus
qu'une faible quantité d'albumine. L'urémie domina
la scène morbide jusqu'au moment de la mort qui
eut lieu le 3 novembre, 3 mois après le début des
accidents brightiques.

L'autopsie montra une hypérémie avec mélanose du
foie et de la rate, une teinte ardoisée des couches
corticales du cerveau, une hypertrophie du cœur.

Les reins volumineux, pesant ensemble 345
grammes étaient nuancés de toutes les teintes de
l'ecchymose, et parsemés à la surface et sur la
tranche de la substance corticale de plaques

saillantes. Ces plaques sont formées par l'agglomé-
ration de granulations miliaires, gris-jaunâtres,
fermes, donnant au toucher la sensation d'une
surface granuleuse. C'est un type qui n'a point, je
pense, été décrit et qui pourrait être désigné du
nom de *gros rein granuleux*.

Les lésions histologiques comprennent, outre
l'hémorrhagie et les pigmentations paludéennes à
leur plus haut degré d'intensité, une néphrite épithéliale des tubes contournés dont les caractères
similaires à ceux des deux premières observations
ne m'arrêterônt pas.

La lésion la plus caractéristique siége au niveau
des glomérules et n'est pas sans analogie avec celle
du cas précédent. Réunissez par la pensée 5 ou 6 de
ces foyers d'infiltration périglomérulaire; multi-
pliez le nombre des éléments lymphoïdes au point
de remplir tous les espaces vides, de comprimer
certains tubes urinifères, et de gorger la cavité de
quelques autres; imaginez que, dans les points où
l'infiltration est la plus serrée, la circulation nutri-
tive soit compromise et que les cellules tassées
s'infiltrent de fines granulations graisseuses, vous
aurez la constitution de l'une de ces granulations
miliaires, grisâtres et résistantes au doigt, que
nous avons vues réunies en plaques sur les sections
de la substance corticale. En dehors de ces granulations, le tissu conjonctif de la glande est tout à fait
sain.

Les raisons que j'ai développées tout à l'heure
m'autorisent donc encore à considérer ce gros rein
granuleux comme représentant un type de néphrite
glomérulo-épithéliale, de néphrite parenchymateuse.

Observation IV. — *Petit rein contracté.*

Il ne me reste plus qu'un cas à examiner, mais c'est assurément le plus difficile, c'est un de ces cas où l'on s'accorde généralement à reconnaître un type de néphrite interstitielle, — *un petit rein contracté.*

Je le trouvai à l'autopsie d'un mineur d'Aïn-Mokra qui vint mourir à l'hôpital thermal d'hammam Meskoutine, l'an dernier.

Fébricitant depuis plus de quatre années, hydropique depuis quelques semaines seulement, albuminurique depuis une époque indéterminée, il était au dernier degré de la cachexie, et succomba à un de ces érythèmes ambulants accompagnés de délire, qu'on observe quelquefois chez les hydropiques.

Foie et rate mélaniques et altérés comme dans la cachexie palustre ; cœur de bœuf sans lésions valvulaires ; poumon cardiaque.

Les reins, petits, résistants comme du tissu fibreux, parsemés de granules de Bright et de kystes, pesaient l'un 60 grammes, l'autre 30 grammes seulement.

Les coupes préparées pour l'examen histologique montrent une néoplasie embryonnaire par places, fibreuse ailleurs, ayant détruit la plus grande partie du parenchyme cortical et des pyramides elles-mêmes. Inégale dans sa distribution, envahissante dans sa marche, elle étreint quelques tubes au point de les étouffer, comble la cavité des autres, dévie dans leur direction et déforme dans leur calibre ceux qui restent perméables ; un grand nombre de glomérules sont transformés en nodules fibreux.

Il reste toutefois une portion de parenchyme assez considérable ; si la néphrite interstitielle est pure, il doit être sain; nous le trouverons au contraire profondément altéré.

Parmi les glomérules qui ont échappé à la sclérose, les uns présentent une prolification abondante, mais chétive, de petits noyaux; d'autres sont comme flétris, ratatinés, parsemés de granulations graisseuses, d'autres enfin subissent une fonte colloïde et vont donner naissance à des kystes.

Les tubes contournés qui ne sont atrophiés ni comblés par le tissu fibreux, ont un calibre normal ou agrandi. Leur couche épithéliale, épaisse, limitée par un contour sinueux, se compose d'une partie superficielle rendue opaque par l'infiltration graisseuse ou réfringente par l'infiltration colloïde, et d'une partie profonde dans laquelle on peut distinguer un grand nombre de noyaux, ordinairement réunis en petit amas. — Dans d'autres tubes, ou dans un autre segment du même tube, la cavité est occupée par un cylindre d'une substance réfringente, opaque, parsemée de granules graisseuses; et la paroi n'est plus tapissée que par une couche de petites cellules cubiques vivement colorées par le carmin. On peut expliquer ces faits en admettant que la cellule glandulaire se compose de deux parties, un protoplasma granuleux pourvu de propriétés sécrétoires, et un noyau pourvu de propriétés végétatives. Lorsque, à la suite d'une inflammation de longue durée, la vitalité de la couche épithéliale est épuisée, les cellules de nouvelle génération restent à l'état embryonnaire, et il se fait alors un dépôt entre la couche ancienne de protoplasma graisseux qui est éliminé comme un déchet nécrobiosé, et les cellules jeunes de la couche profonde qui se disposent en surface de revêtement sur la paroi du tube dilaté. Tel est le dernier terme de la néphrite épithéliale dont nous avons décrit la première période dans l'observ. I.

Nous voici donc en présence de deux ordres d'altérations, les unes parenchymateuses, les autres interstitielles, également avancées. Il semble difficile de déterminer si l'un de ces processus a pris les devants et a conservé dans le cours de la maladie une importance prépondérante, ou bien s'ils ont évolué tous deux parallèlement. Toutefois si l'on se souvient que, dans les cas aigus, les lésions occupent le parenchyme à l'exclusion du tissu interstitiel, si l'on se rappelle que dans le rein palustre, décrit précédemment, la sclérose apparaît tardivement, débutant au voisinage des glomérules et ne se généralisant que dans la cachexie, il semble rationnel de penser que le petit rein contracté a dû passer par les mêmes phases.

Dans une première période, les glomérules et l'épithélium du labyrinthe ont dû présenter les altérations que nous avons décrites pour les cas aigus, mais à un moindre degré d'intensité.

Dans une deuxième période, autour du glomérule, foyer principal de l'activité pathologique, le tissu interstitiel s'est enflammé, et une néoplasie conjonctive a pris naissance, non plus une simple sclérose systématisée, respectant la forme des tubes urinifères comme dans notre rein palustre, mais une néoplasie embryonnaire, à distribution inégale et à marche envahissante dont le progrès s'est accompli concurremment avec le progrès de la néphrite parenchymateuse. Si cette complication de néphrite interstitielle modifie la marche et la durée de la maladie de Bright, on ne saurait lui attribuer aucune action pathogénique sur les symptômes capitaux de la maladie, dont la néphrite parenchymateuse rend compte suffisamment.

Le tableau que je viens de présenter établit l'unité de cette grande scène morbide à laquelle Bright a laissé son nom, unité définie au point de vue clinique par une affection de la fonction dépuratoire du rein, au point de vue anatomique, par une in-

flammation de l'appareil uropoiétique, par une néphrite parenchymateuse. Cette maladie comporte
assurément de nombreuses variétés tant cliniques
qu'anatomo-pathologiques : et il convient de déterminer avec soin les unes et les autres. Mais ce se-
rait, je pense, égarer le clinicien de lui proposer
une division dichotomique fondée sur l'existence
ou sur l'absence de la néoplasie interstitielle. Les
symptômes ne sont pas dans une subordination
aussi étroite à l'égard des désordres anatomiques.
Troubles fonctionnels et troubles organiques ont
leur condition d'existence, haute et générale, dans
le principe étiologique. Les conditions de leur in-
finie variabilité reposent dans l'obscure physiologie
de chaque individu.

PARIS. — IMP. VICTOR GOUPY, RUE DE RENNES, 71

www.ingramcontent.com/pod-product-compliance
Ingram Content Group UK Ltd.
Pitfield, Milton Keynes, MK11 3LW, UK
UKHW021056120726
13693UKWH00006B/2667